# TRAUM UND TRAUMDEUTUNG
## ALS MEDIZINISCH-NATURWISSENSCHAFTLICHES PROBLEM IM MITTELALTER

VON

### PAUL DIEPGEN
DR. MED. ET PHIL. PRIVATDOZENT FÜR GESCHICHTE DER MEDIZIN AN DER ALBERT-LUDWIGS-UNIVERSITÄT IN FREIBURG I. B.

MIT EINER SCHEMATISCHEN FIGUR IM TEXT

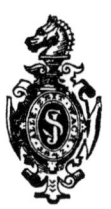

SPRINGER-VERLAG BERLIN HEIDELBERG GMBH 1912

ISBN 978-3-662-31829-4      ISBN 978-3-662-32655-8 (eBook)
DOI 10.1007/978-3-662-32655-8

Alle Rechte, insbesondere das der Übersetzung in fremde Sprachen, vorbehalten.

Während die mittelalterlichen Anschauungen über das Wesen des Traumes von den modernen Historikern der Philosophie mehr oder weniger ausführlich berücksichtigt worden sind, insofern der Traum als Seelentätigkeit vor das Forum des Psychologen[1]) gehörte, steht, soweit mir bekannt, eine geschichtliche Darstellung der mittelalterlichen Lehre von der Traumdeutung noch aus.[2]) Beide Fragen, Traum und Traumdeutung, bilden allerdings für die mittelalterliche Wissenschaft zunächst eine rein philosophisch - psychologisches Problem. Der Traum interessierte in erster Linie als Lebensäußerung des besseren Teils des Menschen, der Seele, und nahm deshalb hauptsächlich die theologisch-philosophische Forschung in Anspruch. Aber, indem man die Seelentätigkeit mit körperlichen Vorgängen in Zusammenhang brachte und sie auf der anderen Seite den Einflüssen des Kosmos unterworfen sein ließ, gewann das Problem Beziehungen zur Medizin und Naturwissenschaft, zur naturwissenschaftlichen Weltanschauung; es wurde für die Ärzte und Naturforscher von Bedeutung. Das rechtfertigt die Beschäftigung des Medizinhistorikers mit seiner Geschichte. Die vorliegende Arbeit ist die Erweiterung eines Vortrages,

---

[1]) Ich habe zur Einarbeitung in den Ideenkreis der scholastischen Psychologie hauptsächlich Schneider, Die Psychologie Alberts des Großen 1. 2. 1903 u. 1906 (Beiträge zur Geschichte der Philosophie des Mittelalters Bd. IV u. V) benutzt.

[2]) Für die Antike hat Büchsenschütz eine Analyse geliefert; Büchsenschütz B., Traum und Traumdeutung im Altertum. Berlin 1868. Vgl. auch die Arbeit von S. Herrlich, Antike Wunderkuren, Osterprogramm 1911 des Humboldgymnasiums zu Berlin S., die ich nur aus dem Referat kenne.

welchen der Verfasser über das Thema in Karlsruhe auf der 83. Naturforscher- und Ärzteversammlung vor der historischen Abteilung hielt. Sie will den Gegenstand keineswegs erschöpfend behandeln, sondern die Bedeutung medizinischer und naturwissenschaftlicher Ideen für das Traumproblem nur als eine Seite der Traumlehre und nur an den Hauptvertretern mittelalterlicher Oneiromantie dartun. Dabei bin ich mir der Schwierigkeit der Auswahl wohl bewußt. Man hätte auch bei anderen als bei den in dieser Arbeit berücksichtigten Autoren noch manches finden können, z. B. bei Augustinus, Thomas von Aquin u. a. Jedoch sollte die theologische Behandlung des Themas, das die Kirche schon wegen der in der Bibel überlieferten prophetischen Träume stark interessierte, und das, sobald religiöse Gesichtspunkte hineinspielen, ohne scharfe Grenze auf das Gebiet der Mystik übergeht, von vornherein für mich ausscheiden. Aber wer wollte religiöse Mystik und mystische Naturanschauung gerade im Mittelalter reinlich von einander trennen? Eben wegen dieser Verwischung der Grenzen wird, so hoffe ich, die folgende Untersuchung auch für historische Forschungen nach der von mir vermiedenen Seite nicht unwillkommen sein.

Die Ärztewelt des Mittelalters hat sich relativ wenig mit dem Traumproblem abgegeben, obwohl die anerkannten Autoritäten Hippokrates[1]), Aristoteles und Galen[2]) es ausführlich erörtert und auf seine Wichtigkeit für den Arzt nachdrücklich hingewiesen hatten. Das meiste Material finden wir bei den mittelalterlichen Enzyklopädisten.

---

[1]) Vgl. die hippokratische Schrift über die Träume, περὶ ἐνυπνίων. Hippokrates. Edition Kühn. Bd. II, 1—16. Leipzig 1826.
[2]) Vgl. Büchsenschütz, l. c., 34.

# I.

Sobald sich die Anschauungen über die primitivste Stufe erheben, schließen sich die Autoren mehr oder weniger innig an Aristoteles an. Seine Traktate περὶ ὕπνου καὶ ἐγρηγόρσεως (über Schlafen und Wachen)[1], περὶ ἐνυπνίων (über die Träume)[2], und περὶ μαντικῆς τῆς ἐν τοῖς ὕπνοις (über die Traumdivination)[3] sind die Fundamente, auf denen sie alle aufbauen — das ließe sich mit zahlreichen Parallelstellen belegen —, wobei ihre Auslegungen in Einzelheiten voneinander abweichen. Charakteristisch ist, daß man die Frage um so intensiver bearbeitete, je vertrauter man mit den aristotelischen Schriften wurde. Mit dem Eindringen des arabisierten Stagiriten in das Abendland wandert das Traumproblem von den sarazenischen Gelehrten[4] zu den christlichen Scholastikern und wird zu einem integrierenden Bestandteil der scholastischen Lehre von der Seele, ihrem Verhältnis zum Körper und zum Makrokosmus.

Bei den frühmittelalterlichen Enzyklopädisten, in den Ethymologien Isidors von Sevilla[5] und dem darnach gearbeiteten liber ethymologiarum des Hrabanus Maurus[6]

---

[1] Aristotelis Opera. Editio Academiae Regiae Borussicae. (Bekker). Berlin 1831. Bd. I, 453f.

[2] l. c., 458f.

[3] l. c., 462f.

[4] Ich habe die Schriften der später genannten arabischen Philosophen nicht selbst studieren können und gebe ihre Ideen wesentlich nach Albert von Bollstädt wieder.

[5] Um 600. Edition in der Patrologia Migne. Zweite lat. Serie. Bd. 82.

[6] Mitte des IX. Jahrhunderts. Edition ibidem. Bd. 111.

habe ich nichts über Traumdeutung gefunden, obwohl von beiden alle möglichen Formen der Mantik aufgezählt und verworfen werden.[1])

In ihrem Werke Causae et curae[2]) entwickelt die dem XII. Jahrhundert angehörende Äbtissin Hildegard recht primitive Anschauungen vom Traumleben. Der Schlaf ist nach ihr eine Erholung[3]) des ermüdeten Knochenmarks, welches das Fundament des ganzen Körpers bildet. Während desselben produzieren die Kräfte der Seele aus dem Mark einen süßen Wind, der durch die Gefäße zum Kopf und zu den Schläfen gelangt und hier das Lebenspneuma, die Lebensspiritus, unterdrückt, so daß alle Lebensäußerungen, abgesehen vom Atmen, zur Ruhe kommen. Dabei zieht sich die Körperwärme nach innen zurück.[4]) Die in diesem Zustand auftretenden Träume[5]) gehören der Seele an, welche, wie der Mond das Licht der Nacht, das Licht des schlafenden Körpers ist.[6]) Wie der Mond seine Strahlen klar ergießt, wenn die Nacht nicht durch Wolken und Stürme gestört ist, so sieht die Seele im Traume, da sie von Gott stammt, gratia dei — das ist die einzige Begründung dieser Fähigkeit, die wir bei Hildegard finden, — das Wahre und oft das Zukünftige richtig voraus, wenn nicht fehlerhafte Temperierung des Körpers, ungeordnete Leidenschaften und Wünsche sie verwirren. Da nämlich die Seele mit dem Körper fest verbunden (infixa) ist, so folgt sie ihm manchmal, im Schlaf so gut wie im wachen Zustand.[7]) Alle häßlichen, unpassenden

---

[1]) lib. XV, cap. 4: de magis (Hrabanus), lib. VIII, cap. 9 (Isidor).

[2]) Hildegardis causae et curae edidit Paulus Kaiser. Lipsiae 1903.

[3]) l. c., 81 und 140.

[4]) Vgl. unten S. 12.

[5]) l. c., 82.

[6]) Im wachen Zustand entspricht die Seele dem Tageslicht der Sonne.

[7]) Quod anima corpori infixa est, ei tam dormienti quam

Träume einschließlich der lasziven Vorstellungen bei der Pollution sind Illusionen des Teufels.

Nach Honorius von Autun[1]) kommen die Träume, die die Zukunft prophezeien, von Gott, die schlechten Träume vom Teufel. Die anderen gehen vom Menschen selbst aus; sie sind eine Folge der Eindrücke des Lebens, die uns im Schlafe weiter beschäftigen.

Die Philosophia mundi[2]) des Wilhelm von Conches[3]) beschäftigt sich nur flüchtig mit dem Traume. Den Schlaf erklärt er in Übereinstimmung mit Constantinus Africanus[4]) durch Aufsteigen der Feuchtigkeit nach dem Hirn zu. Diese Feuchtigkeit erfüllt die Nerven, durch welche die spiritus animales gehen, verstopft dieselben und setzt dadurch die Sinnesorgane außer Funktion.[5]) Der Traum kommt zustande aus Überbleibseln der Seelentätigkeit im Wachen, aus körperlichen Temperierungen und Komplexionen, er ist abhängig von der Nahrungsaufnahme, von der Lage, die man beim Schlafen ein-

---
vigilanti quamvis invita multotiens consentit et diversos motus in eo movet.

[1]) Anfang des XII. Jahrhunderts. Elucidarium, lib. III., Frage 9. Edition in Patrologia Migne. Zweite lat. Serie. Bd. 172, S. 1163.

[2]) De philosophia mundi, lib. IV, cap. 21 u. 22. Die beste Rezension dieses Werkes ist nach Wetzer und Welte, Kirchenlexikon, Artikel Wilhelm von Conches, die von mir benutzte, unter den Werken des Honorius von Autun bei Migne, Patrologie. Zweite lat. Serie. Bd. 172, 39—102 gedruckte.

[3]) Erste Hälfte des XII. Jahrhunderts. Vgl. zur Kosmologie Wilhelms: Werner, Die Kosmologie und Naturlehre des scholastischen Mittelalters mit spezieller Beziehung auf Wilhelm von Conches. Sitzungsberichte der Wiener Kaiserl. Akademie der Wissenschaften. Phil. hist. Klasse. Band LXXV, Wien 1873, S. 309.

[4]) Cfr. Constantinus Africanus, de communibus medico cognitu neccessariis locis. Basel 1539, lib. V, cap. 33: de somno et vigiliis. Die Schrift ist eine fast wörtliche Übersetzung der Theorie der sog. dispositio regalis des Arabers Hali Abbas.

[5]) Vgl. hierzu S. 12.

nimmt. Alle diese Formen von Träumen haben nichts zu bedeuten. Andere Visionen, die im Schlaf auftreten, kommen von den Engeln, vom Weltall (ex mundi causa), wieder andere ex virtute et libertate animae. Über die Beziehungen dieser letztgenannten Traumarten zur Divination spricht Wilhelm sich nicht aus.

In der wahrscheinlich kurz vor 1260 geschriebenen Kompilation de proprietatibus rerum des Bartholomaeus Anglicus[1]) kommen in den auf Schlaf uud Traum bezüglichen Kapiteln[2]) neben Konstantin von Afrika Aristoteles und der Araber Avicenna in ausgedehntem Umfang zum Wort. Die Physiologie des Traumlebens steht, abgesehen davon, daß Gott, Teufel und Engel als Traumsender figurieren, auf durchaus natürlicher, aristotelisch gefärbter Basis. Von außerhalb des Menschen liegenden Faktoren erwähnt Bartholomäus unter den Traumursachen die Luft, welche den Körper und dadurch das Traumleben beeinflussen kann. Aber für die Frage der Traumdeutung ist ihm allein Augustinus maßgebend. Darnach kommen für die Erkennung des Zukünftigen ausschließlich die als „munus Dei" von Gott, eventuell durch Vermittlung der Engel gesandten Träume in Betracht.

Zu demselben Resultat kommt im 27. Buch seines Speculum naturale Vinzenz von Bauvais[3]), dessen Auffassung von den die Zukunft erfassenden Träumen in dem Satze[4]) gipfelt: Et nos quidem dicimus, quod in somniis fiunt revelationes ab intelligentiis, que dicuntur angeli: fiuntque a bonis et malis iuxta sententiam Augustini. In seiner Psychologie und Physiologie des Insomnium

---

[1]) Bartholomaei Anglici de genuinis rerum coelestium, terrestrium et inferarum proprietatibus libri XVIII. Frankfurt 1601.
[2]) lib. VI., cap. 24 u. f., l. c., S. 266 u. f.
[3]) Vincentii Bellovacensis Speculum naturale s. a. e. l. fol., tom. II, lib. XXVII: de anime humane impressionibus, quas suscipit abrepta quodam modo a corporis sensibus sive dormiendo sive vigilando etc.
[4]) l. c., cap. 57.

lehnt er sich dagegen in Übereinstimmung mit den beiden folgenden Forschern an die Autoritäten an, die unbeeinflußt von der christlichen Weltanschauung arbeiteten. Gemeinsam ist den bisher genannten Autoren, daß sie sämtlich über das Natürliche des Traumvorgangs als solchen im Klaren sind und seine Abhängigkeit von körperlichen Vorgängen anerkennen, daß sie aber übernatürliche, von der religiösen Weltanschauung gegebenen Faktoren heranziehen, sobald die Frage der Zukunftsprophezeiung aus dem Traum aufs Tapet kommt. Die folgenden beiden abendländischen Forscher, Albertus Magnus[1]) und Arnald von Villanova[2]) suchen dagegen auch diese Frage unter Ausschluß aller religiöser Gesichtspunkte zu beantworten. (Vgl. jedoch hierzu S. 33.) Anscheinend unabhängig voneinander; wenigstens zitiert Arnald den von ihm in anderen Schriften genannten Albert in seinem Traumtraktat nicht, trotz mancher Ähnlichkeit und Übereinstimmung in kleinen Einzelheiten, die sich aus den benutzten, zum großen Teil gemeinsamen Quellen erklärt.[3]) Neben Aristoteles ziehen beide Autoren hauptsächlich die Araber Avicenna, Averroes, Alpharabius[4]) und Algazel[5]) heran.

Das Verständnis ihrer Vorstellungen vom Traumleben verlangt ein kurzes Eingehen auf die Anschauungen vom Erkenntnisprozeß im wachen Zustand. Die Wahrneh-

---

[1]) In Betracht kommen in erster Linie die drei Bücher de somno et vigilia, Alberti Magni Opera Tom. V, Lugduni 1651, 64—109.

[2]) Expositiones visionum, quae fiunt in somnis, ad utilitatem medicorum non modicam, in: Arnaldi Villanovani Opera omnia, Basel 1585, 623—640.

[3]) Vgl. über Arnalds Stellung zur Traumkritik speziell: Diepgen, Studien zu Arnald von Villanova in Sudhoffs Archiv für Geschichte der Medizin Bd. V, Heft 1, 2. Leipzig 1911.

[4]) Vgl. über ihn (Abn Nafra) das Gelehrtenlexikon von J. C. Adelung, Leipzig 1874, I, 637.

[5]) Arabischer Mystiker des XI. Jahrhunderts.

mung der uns umgebenden Welt, der Gegenstände und Phänomene des Lebens ist Aufgabe der **sinnlichen Seele**, die man, in derselben Weise wie die Peripatetiker, neben der vegetativen und der vernünftigen Seele (anima rationalis) unterschied. Die sinnenfälligen Objekte werden von dieser vermittels der fünf äußeren oder Spezialsinne (Gesicht, Gehör usw.) aufgenommen. Zu diesen kommt als sechster der sog. **Gemeinsinn**, in dem die Spezialsinne ihren Ursprung haben und der (vgl. die schematische Figur) im ersten Teil der allgemein akzeptierten Hirnhöhlung, der cellula phantastica[1]) liegt. Die Formen der Dinge (species sensibiles), in deren Abstrahierung von den Objekten das Wahrnehmen besteht, werden zunächst durch Bewegung den Sinnesorganen eingeprägt, von diesen gelangen sie unter Vermittlung der spiritus sensibiles[2]) durch die hohlen Nerven zum Organ

---

[1]) Hier ist das Gehirn besonders weich, daher zur Aufnahme der Eindrücke des Sinnenfälligen besonders geeignet. (Albert, cfr. Schneider, l. c., 82, Vincenz v. Bauvais, l. c, lib. 26, cap. 93.) In dieser Lokalisation stimmen Albert und Vincenz mit den Arabern überein. Aristoteles verlegt den Gemeinsinn ins Herz. Der sensus communis, ein von Aristoteles eingeführter, von den mittelalterlichen Autoren verschieden interpretierter Sinn (cfr. Vincenz, l. c, cap. 87—93), hat die Aufgabe, das den sinnenfälligen Objekten Gemeinsame zu erfassen z. B. Größe, Bewegung, Zahl usw., wozu die Spezialsinne nicht imstande sind, da sie nur das ihnen eigene (adäquate in unserem Sinne) aufnehmen (das Auge die Farbe, das Ohr den Ton usw.). Im Organ des Gemeinsinns haben die Nerven der Spezialsinne ihren Ursprung; von hier geht das Empfindungspneuma (spiritus sensibilis) aus und damit strömt den einzelnen Sinnen die Wahrnehmungskraft zu. Der Gemeinsinn hat außerdem eine innere Tätigkeit nach den inneren Sinnen (vgl. Anm. 2, S. 8) zu und ist der Sinn des **bewußten** Wahrnehmens.

[2]) Für das Gesicht z. B. spiritus visibilis. Mit dem als Singular und Plural gebrauchten Wort spiritus bezeichnete man (cfr. Arnald von Villanova, Speculum introductionum medicinalium, cap. 8: de spiritibus, Arnaldi Villanovani, Opera omnia, Basel 1585, S. 24) einen aus dem Blut entstehenden Dampf, der im Gegensatz zu groben dampfförmigen Ausscheidungen des Stoffwechsels

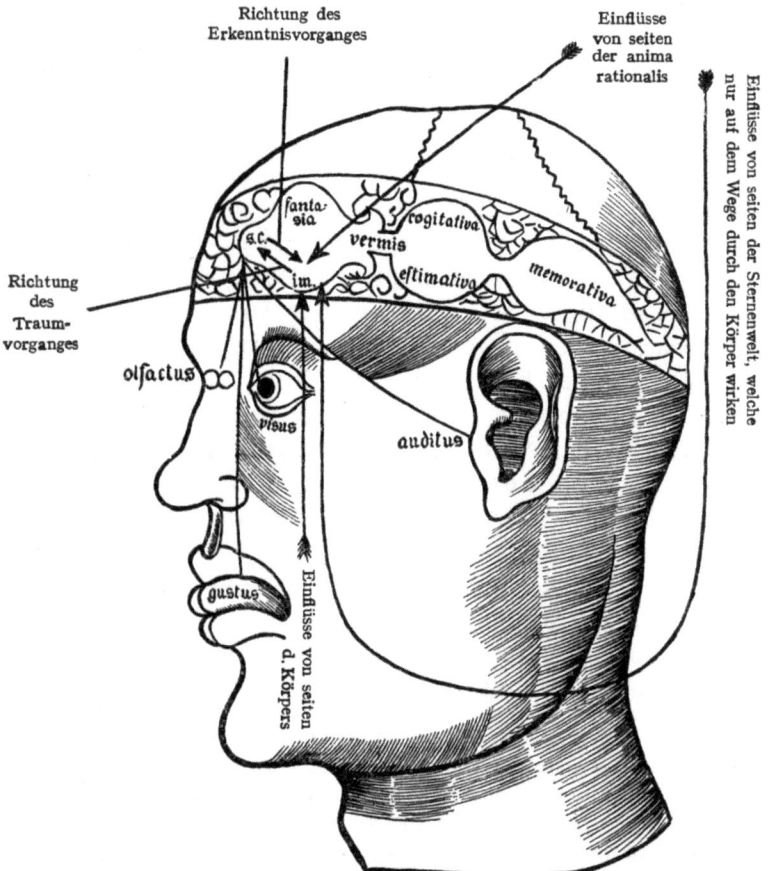

Schema der auf die Imaginatio einwirkenden Einflüsse nach Albertus Magnus, eingezeichnet in ein der Margarita mundi des G. Reisch, Straßburg (Grüninger) 1504, entlehntes Gehirnschema. Die Lokalisation des sensus communis (s. c.) und der imaginatio (im.) stimmen mit den Anschauungen Alberts überein, während die Orientierung der für uns nicht in Betracht kommenden übrigen Gehirnfunktionen zum Teil von ihm abweicht.

des Gemeinsinns. Von dort kommen die sinnlichen Formen dann zum Organ der Einbildungs- oder Vorstellungskraft, virtus imaginativa, Imaginatio oder phantasia im engeren Sinn. Diese gehört zu den sog. inneren[1]) Sinnen der sinnlichen Seele und hat die Aufgabe, die Formen (Bilder) der sinnenfälligen Objekte aufzubewahren[2]), weshalb ihr Organ von Albert[3]) u. a. in die Mitte der vorderen Hirnzelle verlegt wird, die vermöge ihrer trockenen Beschaffenheit vorzüglich befähigt sein sollte, die Formen von Gegenständen zurückzuhalten. (Vgl. die schematische Figur S. 11.) Schließlich empfängt alsdann der inmaterielle, der vernünftigen Seele angehörende Intellekt das Bild, um daraus den allgemeinen Begriff zu bilden bzw. die Identität dieses Bildes mit dem Wirklichkeitsobjekt festzustellen, womit der Erkenntnisakt beendet ist.

Der Schlaf wird auch von Albert in der schon bei Wilhelm von Conches[4]) skizzierten Weise in Übereinstimmung mit Constantinus als physiologisch-mechanischer Vorgang aufgefaßt.[5]) Die von innen her zum Gehirn emporsteigenden warmen Dämpfe schlagen sich, wenn das Bedürfnis nach Ruhe es verlangt, infolge der im cerebrum herrschenden Kälte als Feuchtigkeit nieder. Diese legt sich auf die Sinnesorgane und versperrt den

---

aus dem Blut außerordentlich fein ist und zum Transport der verschiedenen Kräfte (virtutes influentes) des Organismus und zur Vermittlung ihrer Operationen im Körper dienen soll. Je nach der Funktion, die er vermittelt, und dem Organ, in dem er seine Aufgabe erfüllt, unterscheidet man verschiedene Spiritusarten, hauptsächlich die (den) spiritus vitales, naturales und animales. Zu letzteren gehören die spiritus sensibiles mit ihren verschiedenen Unterarten, die die diversen Sinnesempfindungen vermitteln.

[1]) Zu diesen rechnet Albert außer ihr: phantasia im weiteren Sinn, aestimatio, memoria, reminiscentia.

[2]) Sie ist gleichsam die Schatzkammer der Formen (thesaurus imaginationum), Albert, 1. c., lib. II, tract. I, cap. 1, S. 84.

[3]) Vgl. Schneider, 1. c., 180.

[4]) Vgl. S. 7.

[5]) S. vor allem l. c., lib. I, tract. II, cap. 9, S. 80.

feinen spiritus sensibiles den Weg, so daß sie nicht zu den Orten ihrer Tätigkeit, eben den Sinnesorganen, gelangen können. Die innere Wärme zieht sich nach dem Zentrum des Körpers zurück. Da auf diese Weise den Sinnesorganen spiritus und Wärme mangeln, werden dieselben völlig ausgeschaltet. Der Intellekt ist infolge dieses Ausscheidens der Sinnesorgane akzidentell in Mitleidenschaft gezogen, da ihm infolgedessen ein Faktor bei der reflektorischen Konstatierung der Identität des imaginativen Bildes mit dem Wirklichkeitsobjekt fehlt.

Man könnte nun nach Albert[1]) a priori annehmen, daß die Sinnesorgane trotz ihrer Ausschaltung im Schlaf die nötigen Bilder für die Traumvorstellung lieferten, indem die Formen nach Abklingen des Sinnenreizes hier aufbewahrt würden, aber daraus ergäbe sich, daß der Mensch permanent träumen müßte, und daß ein Blinder niemals von sichtbaren Dingen träumen könnte. Beides widerspricht der Erfahrung. Auch der Intellekt kann von vornherein bei der Wahrnehmung des Traumbildes keine Rolle spielen; denn er umfaßt seinem Wesen nach[2]) nur das Allgemeine, während es sich beim Traum um Bilder von ganz bestimmter Qualität, Figur und Farbe handelt.[3]) Da also Sinnesorgane und Intellekt ausscheiden, kann für den Traum als Wahrnehmung nur die Imaginatio in Betracht kommen. Auch Arnald setzt die Imaginatio stillschweigend als Organ der Traumvorstellungen voraus. Für die Traumdivination dagegen kommt bei beiden Autoren, wie wir später sehen werden[4]), der Intellekt ebenfalls in Betracht.

Es bleibt also für die Produktion der Traumbilder

---

[1]) l. c., lib. II, tract. I, cap. 1, S. 83.
[2]) Vgl. die S. 12 skizzierte Aufgabe des Intellekts beim Erkenntnisvorgang.
[3]) Cfr. Albert, ibid., cap. 2, S. 84 und Vincenz, l. c., lib. XXVII, cap. 37, 38.
[4]) Vgl. S. 29.

nur die Imaginatio übrig. Sie baut aus den aufbewahrten Bildern der sinnenfälligen Objekte den Traum auf. Es handelt sich mithin um eine Wahrnehmung von sinnenfälligen Formen, denen die reelle Grundlage des Wirklichkeitsobjektes fehlt. Der Prozeß vollzieht sich umgekehrt wie im Wachen (vgl. die schematische Figur S. 11). Die in der Imaginatio, der Schatzkammer der Formen[1]), aufgespeicherten, rein spirituell, nicht reell, d. h. in Gestalt von Bildern aufbewahrten sinnenfälligen Objekte steigen unter Vermittlung der spiritus vom Organ der Imaginatio zu dem des Gemeinsinns herab. Sowie sie dieses berühren, tritt die Traumvorstellung auf[2]); denn der Gemeinsinn ist auch der Sinn des bewußten Wahrnehmens.[3]) Albert nennt daher den Traum ein phantasma, quod est a motu simulachrorum, quod fit in dormiendo.[4])

Zur näheren Erklärung des Transportes der Abbilder der sinnenfälligen Objekte von den Sinnesorganen zum Organ der Imaginatio und umgekehrt, der wechselseitigen Einwirkung von Sinnesorgan und Einbildungskraft, zieht Albert in enger Anlehnung an Aristoteles mehrere Beispiele heran, tatsächliche oder vermeintliche Erfahrungen des täglichen Lebens. Er vergleicht[5]) die Bewegung mit der eines abgeschossenen Pfeils, der seine Bewegung noch hat und auf andere Objekte noch weiter übertragen kann, wenn die Sehne, die ihn schleuderte, schon zur Ruhe gekommen ist. Die gleiche Bewegung ist die Sinnesempfindung, bei der die Form (das Abbild) des sinnenfälligen Objekts von diesem zum Sinnesorgan gelangt; auch sie

---

[1]) Vgl. S. 12, Anm. 2.
[2]) Vgl. hierzu namentlich Albert, l. c., lib. II, tract. I, cap. 2, 5, 6 und tract. II, cap. 1, 2 und 4, ferner Vincenz, l. c., lib. XXVII, cap. 34 u. f.
[3]) Vgl. S. 10, Anm. 1.
[4]) l. c., lib. II, tract. II, cap. 4, S. 92.
[5]) l. c., lib. II, tract. I, cap. 5, S. 86.

dauert noch fort, wenn das Objekt, ihr Ursprung, nicht mehr einwirkt, was wir unter anderem daraus entnehmen können, daß der Eindruck des Sonnenlichtes nachhält, wenn wir die Augen schnell schließen oder ins Dunkle sehen.[1]) Dasselbe Phänomen läßt sich für den Gemeinsinn konstatieren, der die Bewegung[2]) perzipiert; denn, wenn wir in einen rasch fließenden Strom blicken und unsere Augen dann auf den festen Boden richten, glauben wir noch immer eine Zeitlang eine fließende Bewegung wahrzunehmen. Daß die beim Erkenntnis- bzw. Traumvorgang beteiligten Organe und Zentren sich der Bewegung der Bilder gegenüber nicht nur passiv (rezeptiv), sondern auch aktiv verhalten, beweist ebenfalls die Erfahrung. Es ist nach Albert[3]) Tatsache, daß die Sinnesorgane nicht nur von außen gereizt werden, sondern auch ihrerseits auf die Außenwelt einwirken; denn, wenn eine menstruierende Frau in einen Spiegel sieht, so bildet sich auf demselben an der Stelle, wohin der Blick fällt, eine blutige Wolke[4]) ab, weil die bei der Periode vor sich gehende, der Menstruation eigene Veränderung des Blutes, wie in allen Teilen des Körpers, so auch in den Gefäßen des Auges stattfindet. Von hier aus gelangt beim Sehakt das „in Dampfform aufgelöste Blut" (sanguis fluens vaporabiliter resolutus) in die Luft, von dieser wird es auf den Spiegel projiziert, indem sich die Bewegung der Luft vom Auge zum Spiegel fortsetzt, der vermöge seiner glatten, glänzenden Oberfläche für die Aufnahme derartiger Eindrücke besonders geeignet ist. Besteht eine derartige Wirkung von seiten der Sinnesorgane schon auf Gegenstände, die, wie der Spiegel, in ihrem Material von ihnen ganz verschieden sind, so werden die Sinnesorgane sie erst recht nach innen entfalten, und in ganz besonderem

---

[1]) Cfr. Aristoteles, περὶ ἐνυπνίων, l. c., S. 459.
[2]) Vgl. Anm. 1, S. 10 über die Aufgabe des Gemeinsinns.
[3]) l. c., lib. II, tract. I, cap. 6, S. 97; cfr. Aristoteles, l. c., S. 460.
[4]) Velut nubes sanguinea.

Maße das Organ der virtus imaginativa auf die Sinnesorgane „ut perfectio in perfectibili", weil beide doch demselben Substrat angehören, bzw. durch Nerven miteinander verbunden sind.

Die Bilder der sinnenfälligen Objekte, von denen wir träumen, werden also (wie oben das Bild des menstruell veränderten Blutes) in den die Nerven und Hirnzellen erfüllenden spiritus (gewissermaßen in Dampfform) aufgelöst, in dieser Form transportiert und in das Organ des sensus communis im Moment des Auftretens der Traumvorstellung imprägniert.

Richtig zur Geltung kommen kann diese Bewegung erst, nachdem die Verdauungsvorgänge, die zu einem stürmischen Aufwärtswallen der aus dem Blut verdampfenden spiritus führen, im Körper zu einer gewissen Ruhe gekommen sind[1]), nachdem die erste, im Darm vor sich gehende Verdauung beendet ist[2]). Es geht mit diesen Bildern wie mit Spiegelbildern im Wasser. Je unruhiger das Wasser ist, je heftiger sein Strom, desto mehr wird das Bild verzerrt. Daher treten unmittelbar nach der Nahrungsaufnahme, besonders nach dem Genuß von heißen, schnell verdampfenden Speisen überhaupt keine Träume auf, weil die Bewegung der spiritus zum Kopf zu heftig ist und die Bilder nicht festhält. Aus demselben Grunde haben Fiebernde und Betrunkene verworrene, wilde Phantasien[3]), aber keine geordneten Träume. Ebenso führt die übermäßige Entwicklung von reinen und unreinen spiritus im jugendlichen Alter, die in Zusammenhang mit der natürlichen feuchten und warmen Komplexion des Kindes steht, dazu, daß junge Individuen zwar leicht phantasieren, aber gewöhnlich einen tiefen, traumlosen Schlaf haben.[4]) Durch die mit zunehmenden Jahren vor

---

[1]) Albert, l. c., lib. II, tract. II, cap. 1, S. 89.
[2]) Arnald, l. c., S. 625.
[3]) Cfr. Albert, l. c., S. 90; Arnald, l. c., S. 625.
[4]) Vgl. Albert, l. c., cap. 4 u. 5, S. 92; Vincenz, l. c., lib. XXVII, cap. 43 u. f.

sich gehende Änderung des Temperaments treten bei in der Jugend traumlosen Individuen oft noch nachträglich Träume auf. Es gibt aber auch Menschen, die ihr ganzes Leben nicht ein einziges Mal träumen.[1]) Dieses allerdings seltene Phänomen erklärt sich entweder aus der Gewohnheit, vor Abschluß der Verdauung schlafen zu gehen, oder aus einer kongenitalen Schwäche der virtus imaginativa. Am deutlichsten und klar geordnet erscheinen die Träume am Ende des Schlafes, also gewöhnlich in den frühen Morgenstunden, weil die spiritus dann am ruhigsten strömen und am reinsten sind; denn um diese Zeit ist der Verdampfungsprozeß der spiritus aus dem Blut beendet, das Blut hat sich vollkommen in die zurückbleibenden gröberen Partikel und die als spiritus verdampfenden feinsten Bestandteile getrennt.[2])

Die Traumillusion (latentia somnii), d. h. das Verborgensein des Traumes als solchen, die uns gar nicht merken läßt, daß wir träumen, und daß das, was wir im Schlaf zu sehen und zu hören glauben, tatsächlich gar nicht vorhanden ist, wird von Albert im Anschluß an Aristoteles[3]) mit Sinnestäuschungen im wachen Zustande (Doppelbildern) verglichen. Sie erklärt sich einerseits daraus, daß der Gemeinsinn durch den Verschluß der Sinnesorgane in seiner äußeren Tätigkeit (quoad actum exteriorem) gehemmt ist und diese daher nicht in Beziehung zu seiner inneren setzen kann.[4]) Dadurch leidet die Beurteilungsfähigkeit. Andererseits steht unter der Gewalt des Traumes (potentia oder vis somnii) die Bewegung der imaginatio derart im Vordergrunde, daß nach dem Grund-

---

[1]) Merkwürdigerweise soll nach Rabelais, Pantagruel, lib. III, cap. 13 (vgl. Histoire littéraire de la France, Bd. XXVIII, 41, Paris 1881) der große Traumdeuter Arnald zu diesen gehört haben.
[2]) Vgl. Anm. 2, S. 10 und Vincenz, l. c., lib. XXVII, cap. 47.
[3]) Vgl. Albert, l. c., lib. II, tract. II, cap. 3, S. 91 und Aristoteles, l. c., S. 461.
[4]) Vgl. S. 10, Anm. 1.

satz des Aristoteles, daß jede stärkere Bewegung die schwächere unterdrückt, die Bewegung des Intellekts daneben nicht aufkommen kann.[1]) Zudem widerspricht nichts den kühnsten Vorstellungen der Einbildungskraft, weil der Weg verlegt ist, auf dem die Bilder zur Vernunft gelangen, um von dieser verarbeitet zu werden.[2])

Es gibt aber auch Träume, in denen wir von einer Latenz nicht sprechen können. Das ist der Fall, wenn der Intellekt über die Imaginatio triumphiert, wenn also stark nach der intellektuellen Seite veranlagte Menschen selbst im Traume die Täuschung als solche erkennen und wissen, daß es eben nur ein Traum ist, was da vor sich geht, oder, wenn das Sujet des von der Imaginatio ausgehenden Traumbildes der ratio des Träumers so zuwider ist, daß sie sich dagegen wehrt, z. B. bei lasziven Träumen von Mönchen, denen es zum Trost gereicht, daß sie gleichzeitig empfinden, daß sie die obszönen Dinge nicht wirklich ausführen.[3]) Hierhin gehören ferner die Traumstadien, in denen beim Übergang vom Schlafen zum Wachen der Sensus communis seine innere und äußere Tätigkeit wieder in Relation setzt.[4]) Streng zu trennen sind die genannten Traumformen von den Zuständen des Halbschlummers, in denen man von außen kommende Impressionen traumartig verarbeitet, z. B. die Gespräche von Menschen, die sich am Bett unterhalten, wie im Traum hört, das Licht einer Lampe wie im Traum sieht und beim völligen Erwachen ohne weiteres als Ursache des (Pseudo-) Traumes erkennt. Diese Zustände kann man nicht als eigentlichen Traum bezeichnen; denn es fehlt das Charakteristikum,

---

[1]) Cfr. Vincenz, l. c., lib. XXVII, cap. 49.

[2]) Albert, l. c., lib. II, tract. I, cap. 7, S. 89: eo, quod humiditas somni oppilat porum per quem est transitus imaginum ad usum rationis.

[3]) Albert, l. c., lib. II, tract. I, cap. 3, S. 85; Vincenz, l. c., lib. XXVII, cap. 50.

[4]) Vincenz, l. c.

daß die Formen von innen, von der Imaginatio ausgehen. Sie kommen ja von außen bei nur halb geschlossenen Sinnesorganen (semiclausis sensibus).[1])

Die virtus imaginativa wird im Traum so gut wie im Wachen von mehreren Faktoren beeinflußt, die für die Art des Traumes von ausschlaggebender Bedeutung sind:

1. Von seiten der denkenden Seele.[2])

Die Leidenschaften, Wünsche, die täglichen Gewohnheiten, Beschäftigungen, Studien, die die Seele in Anspruch nehmen, Schauspiele, die man gerne sieht usw., sie alle haben ihren Niederschlag im Traum und kommen in Träumen bestimmter Art zum Ausdruck. Umgekehrt kann ein Traumbild[3]) das Zeichen und die Ursache (signum et causa) einer Handlung sein (gewissermaßen ihr Anfang), die wir nach dem Erwachen ausführen, indem unsere Seele die im Traum erhaltene Anregung in die Tat umsetzt, weil die Bewegungen des Traumphantasmas gleichsam nach dem Aufhören des Schlafes fortdauern. Hierhin gehört nach Albert der Traum, durch den Galen bewogen wurde, bei einem Milzkranken einen bestimmten Aderlaß auszuführen, eine Kur, die von gutem Erfolg begleitet war.[4])

2. Von seiten des Körpers.

Vom Inneren des Körpers können ebenfalls im Verhältnis von Ursache und Zeichen Träume bestimmter Art ausgehen.[5]) So erweckt z. B. eine Entzündung der gelben Galle als Ursache Vorstellungen von Feuer, und ein Traum

---

[1]) Albert, l. c., lib. II, tract. II, cap. 4, S. 92; Vincenz, l. c.

[2]) Nihil enim est in corpore animato, quod non subdatur per aliquem modum animae motibus et ideo etiam formantur et ordinantur imagines somniorum ad motus animae perversae. Albert, l. c., lib. II, tract. II, cap. 2, S. 90.

[3]) Albertus Magnus, l. c., lib. III, tract. II, cap. 2, S. 104.

[4]) Vgl. hierzu den Eigenbericht Galens über seine durch Traum veranlaßte Phlebotomie; Kühn, Medicorum Graecorum Opera (Galen) XVI, 222, Lipsiae 1829.

[5]) Albertus Magnus, l. c., lib. III, tract. II, cap. 1, S. 104.

von galligem Geschmack ist, wie eine rauhe Zunge, ein Zeichen drohenden Fiebers. Daraus resultiert die Wichtigkeit der Kenntnis des Traumes als diagnostisches und prognostisches Hilfsmittel für den Arzt.[1]) Sie wird dadurch noch wertvoller, daß im Schlaf bzw. Traum gewisse Phänomene, die als Krankheitssymptome in Betracht kommen, deutlicher hervortreten als im Wachen. Viele Erregungen und Reize, die im Wachen auf uns einwirken, bleiben unbeachtet, weil die stärkeren Eindrücke im Getriebe des Tages sie verdrängen.[2]) Im Schlaf fallen diese Hemmungen fort, und es kommen auch die schwächeren Impressionen voll zur Geltung. Wie wir im Schlaf manchmal, wenn nur ein leichter Lichtstrahl unser Auge oder ein leises Geräusch unser Ohr trifft, Blitze zu sehen und ein Donnerwetter zu hören glauben, so können ganz unmerklich beginnende Krankheitssymptome, z. B. ganz geringe Schmerzen, die im Wachen sicher nicht beobachtet würden, im Traum noch wahrgenommen werden.

Die Rolle der Bewegung der spiritus, der Nahrungsaufnahme und Verdauung für das Traumbild haben wir bereits kennen gelernt.[3]) Die Rolle der spiritus ist eine indirekte; denn die spiritus verursachen das Traumbild nicht, sondern nehmen es nur auf und transportieren es.[4]) Aber trotzdem kommt sehr viel auf ihr Verhalten an. In ihnen liegt einer der Gründe dafür, daß die Melancholiker für die Traumdivination besonders gut veranlagt sind.[5]) Ihr trockenes und kaltes Temperament sorgt durch seine geringe Wärme dafür, daß die spiritus gerade im

---

[1]) Aristoteles, l. c., 463 hatte die Mahnung hinterlassen: λέγουσι γοῦν καὶ τῶν ἰατρῶν οἱ χαρίεντες ὅτι δεῖ σφόδρα προσέχειν τοῖς ἐνυπνίοις.

[2]) Nach dem schon angeführten Grundsatz, daß jede stärkere Bewegung die schwächere unterdrückt.

[3]) Vgl. S. 16 u. f.

[4]) Albertus Magnus, l. c., lib. III, tract. II, cap. 4, S. 106: vapor et spiritus non nisi suscipiunt imagines, sed non causant.

[5]) Albertus Magnus, l. c., S. 105 u. 106. Vgl. auch Vincenz, l. c., cap. 59.

richtigen Maße, nicht zu heftig, entwickelt werden; durch seine Trockenheit[1]) gewährleistet es eine gute Fixierung des Bildes in den Spiritus.

3. Wird die Imaginatio von der Umgebung des Menschen beeinflußt.

Andeutungen dieser Anschauung fanden wir bereits bei den älteren Autoren.[2]) Sie begnügen sich mit einem Hinweis auf die Einwirkung der Atmosphäre („ex mundi causa, ex aere"). Bei den späteren wird ein Einfluß der Sterne von dem der Elementarwelt scharf unterschieden. Vincenz von Bauvais[3]) hebt hervor, daß die Sterne im Schlafen ihre Kräfte in stärkerem Grade entfalten als auf den wachenden Menschen, und daß ein Traum je nach dem Stande der Sterne, unter dem er erfolgt, etwas anderes bedeutet.[4]) Die Elementarwelt verleiht nach ihm bei drohendem Regen Traumbilder von Wasser und Fischen, während eine kommende Trockenperiode sich durch Visionen von Fischsterben ankündigt. Arnald von Villanova nennt ebenfalls unter den das Seelen- und Traumleben beeinflussenden Faktoren die Kräfte der Elemente und des (Sternen-) Himmels getrennt.

Die Wirkung dieser himmlischen Kräfte wird von Albert ausführlich erklärt: Der Mensch und das Tier, das die Fähigkeit hat, sich zu bewegen, sind in gewissem Sinne das Abbild der Welt[5]), namentlich der Mensch, der den bewegenden Intellekt hat, wie die Welt von der Intelligenz bewegt wird. Damit betritt die Traumlehre das Gebiet der neuplatonisch-peripathetisch arabisierten Welt-

---

[1]) Trockenheit zeichnet ja auch den Sitz der imaginatio im Gehirn aus. Vgl. S. 12.

[2]) Vgl. S. 8.

[3]) l. c., cap. 55.

[4]) Dicitur communiter a philosophis, quod aliud significant somnia in plenilunio et aliud in sole et aliud in novilunio vel aliud planeta existente in bicorporeo signo et aliud quando sunt planete in signo unius corporis.

[5]) Albert, l. c., lib. III, tract. I, cap. 9, S. 99.

anschauung des christlichen Abendlandes, deren natürliche Kosmologie in der Intelligenz das oberste Prinzip des natürlichen Geschehens sowohl wie des intellektuellen Erkennens und die letzte Formspenderin erblickte.[1]) Wie jeder superiore Beweger auf den inferioren, jeder motor superior auf den motor inferior einwirkt, so müssen alle himmlischen bewegenden Kräfte auf den inferioren motor Mensch einwirken und seinem Körper Kraft und Form influieren. Da eine solche Influenz aber schwer zu erklären ist, wenn wir nicht ein Licht annehmen, daß vom Weltall zu uns fließt, so ist die natürliche Voraussetzung, daß das Sternenlicht der Träger dieser Influenz ist.[2]) Die vom Himmel auf diese Weise zu uns gelangenden Formen werden am Tage infolge der vielseitigen Ablenkungen für gewöhnlich von uns nicht wahrgenommen, während sie in der Nacht aus den schon genannten[3]) Gründen voll zur Geltung kommen können. Dazu tritt, daß die Luft nachts dichter ist und weniger durch den Lärm des Lebens erschüttert wird.[4]) Im Körper angelangt, wenden sich diese Formen gleich dem Innern zu, wohin sich während des Schlafes die Wärme und die spiritus zurückgezogen haben[5]), und zwar deshalb hierhin, weil die Lichtdefluxionen zu den spiritus natürliche Beziehungen haben[6]), und weil alles Himmlische das Innere des Körpers in besonderem Maße affiziert; denn das Zentrum ist das Belebende und Formative im menschlichen Organismus. Von hier kommen die Formen unter Vermittlung der spiritus zum Organ

---

[1]) cfr. Schneider, l. c., S. 298.
[2]) Albert, l. c., S. 100.
[3]) Vgl. S. 20.
[4]) cfr. Albert, l. c., lib. III, tract. II, cap. 6, S. 107. Worauf schon Demokrit hinwies. Daher hört man nachts die Glocken deutlicher. Etwa nachts auftretende Stürme und Winde beeinträchtigen den Deflux von oben nicht, weil er mit dem Sternenlicht vor sich geht, das von ihnen unabhängig ist.
[5]) Vgl. S. 13.
[6]) Sie sind ihnen in ihrer substantiellen Natur verwandt.

der virtus imaginativa, und diese bereitet daraus die Traumbilder, indem sie dieselben aus den vom Himmel gekommenen Formen entwickelt (und in der S. 14 geschilderten Weise mit Hilfe des Gemeinsinns zum Bewußtsein bringt). Es geht damit gerade wie bei der Sinnesemppfindung[1]), wie wenn sich eine Bewegung durch Luft oder Wasser fortpflanzt, sich anderen Objekten mitteilt und sie so unter Umständen noch in Bewegung hält, nachdem die ursprüngliche Motionsursache längst zur Ruhe gekommen ist.[2])

Die Araber Avicenna und Algazel glauben, daß solche Bewegungen nicht nur von den Himmelskörpern ausgehen, sondern auch von den Lebewesen (animalibus), weil die Seele per modum fascinationis nicht nur auf eine andere Seele, sondern auch auf andere Körper einwirken könne. Albert hält etwas derartiges für ausgeschlossen, weil es sich durch die Philosophie kaum beweisen lasse.[3])

Die auf diese Weise imprägnierte himmlische Form und damit das von der Imaginatio geschaffene Bild steht nach Albert zu dem Zukünftigen auch gleichsam im Verhältnis von signum et causa.[4]) Darauf beruht die Möglichkeit der Verwendung dieser und zwar nur dieser astralen Bilder für die Prophezeiung der Zukunft. Gerade so wie etwa ein sexuelles Traumbild ein Zeichen späterer sexueller Betätigung ist, deren Reiz schon den Traum veranlaßt, so ist eine von den Sternen influierte Traumvorstellung

---

[1]) Vgl. S. 14.
[2]) Albert, l. c., lib. III, tract. II, cap. 6, S. 107.
[3]) Albert, l. c.
[4]) l. c., lib. III, tract. 1, cap. 9, S. 100: Similiter igitur per omnia videtur dicendum, quod formae caelitus evectae ad nos corpora nostra tangentes fortissime movent et suas imprimunt virtutes, licet non sentiantur propter exteriorem tumultum, et ideo quando alienatio fit a sensibus, quocumque modo illud fiat, tunc percipiuntur motus sicut patiens percipit motum passionis, licet non moveat ut passio, sed potius ut signum et quaedam causa futurorum.

ein Zeichen künftiger Vorgänge und Handlungen, die unter dem alles beherrschenden Einfluß der superioren Beweger vor sich gehen, bzw. vor sich gehen werden. Nach Arnald[1]) erhält die Seele hierbei ein proportionales Abbild des Vorgangs am Himmel: imagines huius compositionis (nämlich der träumenden Seele) in hoc mundo coelestibus oboediunt imaginibus.

Damit ist keineswegs gesagt, daß die Träume unter allen Umständen in Erfüllung gehen müssen. Gerade bei den Visionen von Dingen, die sich erst in fernerer Zukunft ereignen sollen, handelt es sich oft um ein zufälliges Übereinstimmen von Traum und künftigem Vorgang, um einen incursus accidentalis, wie sich Albert[2]) im Anschluß an Aristoteles ausdrückt, gerade so, wie wenn man an etwas denkt oder sich an etwas erinnert und zufällig etwas entsprechendes eintrifft[3]). Die Erfüllung solcher Träume ist natürlich ganz vom Zufall abhängig. Aber auch die im Verhältnis von signum und causa stehenden Träume sind nicht absolut zuverlässig.[4]) Dieser Grundsatz gilt für alle divinatorischen Künste, z. B. für die Astrologie und speziell für jegliche Art der Traumdeutung; denn, bis das vorausgesagte Ereignis eintritt, können immer noch andere stärkere Einflüsse zur Geltung kommen, die die Wirkung der für den Traum maßgebenden Impression vernichten. Der Arzt muß bei medizinischen Traumprognosen und Diagnosen, die auf körperlichen und psychischen Zusammenhängen basieren, gerade so gut mit einem hieraus entstehenden Irrtum rechnen, wie der zünftige Traumdeuter bei den astral influierten Visionen. Es kann z. B. ein Himmelszeichen (oder ein Traum) auf Melancholie und Quartanfieber hin-

---

[1]) Vgl. Diepgen, l. c., S. 110.
[2]) Albert, l. c., lib. III, tract. II, cap. 6, S. 107.
[3]) Eine Person geht auf der Straße vorüber, an die ich gerade denke.
[4]) Albert, l. c., cap. 5, S. 106.

deuten, aber der zum Dominieren des Blutes geneigte Organismus macht diesen Einfluß illusorisch. Nur ein unerfahrener Mensch kann nach Albert wegen solcher Mißerfolge die Traumwissenschaft diskreditieren und verächtlich machen.

Im einzelnen gliedern sich die Faktoren, die die Sicherheit der Traumdeutung bestimmen, folgendermaßen:

Zunächst erleidet die schon an sich unter dem vielseitigen Einfluß der Himmelskörper, von denen sie ausgeht und deren Kräfte sie repräsentiert, vielseitige himmlische Form[1]) auf dem Wege durch das Medium des menschlichen Körpers gewisse Modifikationen, durch die ihre Wirkungskraft gestärkt oder geschwächt werden kann. Hierbei kommen in Betracht die Komplexion, die aufgenommene Nahrung, die Arbeit, etwaige Krankheiten, die S. 19 f. sub 2 geschilderten Verhältnisse usw. Daß Melancholiker für das Traumleben besonders gut disponiert sein sollten, hörten wir schon.[2]) Nach Arnald von Villonova[3]) haben Choleriker die zuverlässigsten Träume im Greisenalter, Phlegmatiker in der Jugend. Wie ferner die vom Himmel influierte Form verschieden ist nach Sternenstand und Klima, so ist es auch der Körper. Deshalb gilt bei den Traumdeutern die Vorschrift, daß man in bestimmten Stunden die Träume anders interpretieren muß als in anderen. Speziell ist der Mondstand zu berücksichtigen, von dem der menschliche Körper besonders abhängig ist.[4]) Damit stimmt überein, daß Arnald nach Pseudo-Ptolemäus eine bestimmte astrale Konstitution als ganz besonders günstig für den Traumdeuter bezeichnet: Es gibt Konstellationen[5]), bei denen gewissermaßen die ganze Erde

---

[1]) cfr. Albert, l. c., tract. I, cap. 11, S. 102.
[2]) Vgl. S. 20.
[3]) l. c., Op. omnia, S. 626.
[4]) Albert, l. c. Vgl. auch Vincenz von Bauvais, Anmerkung 4, S. 21.
[5]) l. c., Op. omnia, S. 628.

von Intellekt erfüllt ist und die virtus caelestis movet multum ad occultas et profundas cogitationes rerum... et nati huius constellationis profundae sunt inquisitionis in rebus arduis...

Schließlich können von seiten der Seele fördernde und hemmende Einflüsse ausgehen. Die S. 19 sub. 1 erwähnten Traumursachen werden, wenn sie die Seele okkupieren, der Entwicklung der astralen Formen stets hinderlich im Wege stehen. Die durch Furcht, Trauer, Begehren, sexuelle Erregung u. ä. abgelenkte Seele wird nie imstande sein, die Zukunft träumend vorauszusehen. Daher muß sich jeder, der als Prophet auftreten will, nach Albert[1]) vor allen die Seele bestürmenden äußeren Eindrücken und inneren Leidenschaften verschließen und ein reines, innerlich unabhängiges Leben führen, weshalb sich denn auch zahlreiche Adepten dieser Kunst dem Einsiedlertum gewidmet haben sollen. Für besonders günstig hält Bollstädt eine hervorragende Ausbildung der virtus imaginativa, die ihrerseits in einer entsprechenden Entwicklung ihres (körperlichen) Organs[2]) begründet ist, und des Intellekts. Ähnlich drückt sich Arnald[3]) aus: Die Seele kann für die Visionen per naturam aut per doctrinam besonders empfänglich gemacht sein; per naturam, wenn sie vermöge ihrer natürlichen Veranlagung von allem Irdischen abgewendet ist und „tamquam ad superiora conversa leviter superiorum influentiis conformatur directe, sicut aqua quiescens effigies stellarum perfecte repraesentat[4]): mota vero distorte nullatenus naturaliter praesentabit"; per doctrinam, wenn sie durch ernste Arbeit an sich selbst von aller häßlichen Leidenschaft befreit und von keiner häßlichen Phantasie gestört, die astralen Eindrücke rein empfangen kann.

---

[1]) l. c., lib. III, tract. I, cap. 5, S. 96.
[2]) Vgl. S. 12.
[3]) l. c., Op. omnia, S. 627.
[4]) Derselbe auf Aristoteles zurückgehende Vergleich findet sich bei Albert, l. c., lib. III, tract. II, cap. 8, S. 108.

Die Seele kann also den astralen Einflüssen widerstehen. Sie ist ihnen nicht unbedingt unterworfen. Das war ein notwendiges Zugeständnis der mittelalterlichen Astrologie an die christliche Lehre vom freien Willen und wird von Albert[1]) ausdrücklich hervorgehoben: Die Sterne und die von ihnen ausgehenden Trauminfluenzen treiben den Menschen, wie Leidenschaften, „secundum inclinationem", ohne daß man absolut folgen muß, wenn auch das Gros der Menschheit ihnen für gewöhnlich unterliegt.

Als Resultat ergibt sich aus dem Zusammenwirken aller dieser Faktoren der Grundsatz, den Albert[2]) dem Almagest des Ptolemäus entnimmt, daß man aus den Sternimpressionen nur ein allgemeines, nicht schon ein individuelles Urteil schöpfen darf; nur die allgemeine Form entwickelt sich aus den Sternen, die individuelle erst aus der Zusammensetzung (Mischung) der Materie, auf die die Sterne influieren, und aus den in dieser Materie selbst wirksamen Kräften. Diese kann man nur auf physikalischem Wege erkennen. Daher muß der doctus iudex astrorum non imperitus in physicis sein.

Je nach der Intensität der astralen Formimpression und der körperlich-seelischen Disposition unterscheiden Albert[3]) und Arnald[4]) verschiedene Grade der Deutungsfähigkeit:

1. Der geringste und oft täuschende Grad des himmlischen Eindrucks erstreckt sich nur auf die virtutes motivae, bleibt also rein körperlich, ohne Beteiligung der imaginatio oder des Intellekts. Der Träumende hat das unklare Gefühl, es müsse etwas so oder so kommen. Eine Täuschung ist um so leichter möglich, als hierbei körperlich bedingte Traumarten in der S. 19 geschilderten Art verwirrend zur Geltung kommen.

---
[1]) l. c., lib. III, tract. I, cap. 8, S. 99 und cap. 11, S. 102.
[2]) l. c., cap. 11, S 102.
[3]) l. c., lib. III, tract. I, cap. 10, S. 100.
[4]) l. c., Op. omnia, S. 626, cap. 2.

2. Die astrale Form kommt zwar bis zur Imaginatio, also bis zur sinnlichen Seele, aber als so verschwommenes, konfuses Licht, daß richtige Traumbilder überhaupt nicht abgeleitet werden können (Albert).[1]

3. Die astrale Form bringt in der Imaginatio Traumbilder hervor, in welchen das Zukünftige in Gleichnisform, sub metaphora, erscheint. Diese Traumarten bilden die eigentliche Domäne des zünftigen Traumdeuters. Hierhin gehören als Beispiel die Träume, in denen man einen heimtückischen Feind als Schlange sieht,[2] u. ä.

4. Der Traum erhebt sich zwar in keiner Weise über den Akt der Imagination, aber die Phantasie sieht die Dinge unter ihrem eigenen Bilde ohne übertragendes Gleichnis so, wie sie wirklich vor sich gehen. Man braucht also keinen Traumdeuter. Klar mit dem Intellekt erfaßt werden sie jedoch noch nicht. Albert berichtet eine einschlägige eigene Erfahrung: Er hatte geträumt, von einer Brücke aus zu beobachten, wie ein Knabe ins Wasser fiel und unter ein Mühlrad geriet. Während er diesen Traum nach dem Erwachen seinen Genossen erzählte, kam eine Frau jammernd herbeigelaufen, deren Sohn in der geschilderten Weise verunglückt war. Mutter und Kind waren Albert vorher völlig unbekannt gewesen.

5. Beim fünften Grad leuchtet mit der astralen Form bereits ein leichter Strahl von Intelligenz in den Träumenden, aber er ist mit dem rein Imaginativen (Phantastischen) doch noch eng verknüpft.[3] Der Intelligenzstrahl wird repräsentiert durch eine (visionäre) Person, die dem Träumenden seine Traumgestalten zu erklären scheint. Sie tut dies aber nicht direkt, sondern in umschriebener Weise: verbis et figuris. Zur Erklärung hätte man also wieder einen zünftigen Traumdeuter nötig.

---

[1] Nach Arnald erscheint hierbei das Zukünftige unter dem Bilde des Gegensatzes: eine künftige Totenfeier z. B. als Hochzeitsfest.
[2] Vgl. Arnald, Op. omnia, 630.
[3] Non depuratus a phantasmatum permixtione.

6. Das Licht der Intelligenz hat sich von der rein imaginativen Form in der Weise gelöst, daß die imaginative Traumgestalt dem Schlafenden von dem helfenden Interpreten, der dem Intellekt entspricht, nunmehr direkt, nicht mehr umschrieben, metaphorisch, gedeutet zu werden scheint, wodurch sich der zünftige Traumdeuter erübrigt.

7. Beim vollkommensten Grad erscheint das Zukünftige direkt und wird vom Intellekt selbst erfaßt, indem derselbe aus der imaginativen Form ohne weiteres reine Intelligenzen entwickelt.

Albert legt bei der Unterscheidung dieser sieben Stufen den Hauptnachdruck auf den Stärkegrad der astralen Wirkung, während Arnald den Hauptwert dem Unterschied in der Disposition des Träumenden beimißt. Es könnte Befremden erregen, daß hierbei der Intellekt eine große Rolle spielt, obwohl der Traum von Albert ausdrücklich, von Arnald stillschweigend[1]) als eine reine Funktion der Imaginatio angesprochen wird, mit der der Intellekt als solcher nichts zu tun hat. Albert sagt ausdrücklich,[2]) daß neben den eigentlichen Träumen im Schlaf nicht selten mit dem Intellekt Dinge erfaßt werden, die auch im Wachen, ebenfalls mit dem Intellekt erfaßt, wertvoll und nützlich bleiben; das sind dann aber keine Träume mehr, sondern das, was Sokrates als Prophetien bezeichnet. Konsequenterweise kann Albert eigentlich die höheren Traumstufen nicht mehr zu den richtigen Träumen rechnen, und es geht von der astral veranlaßten rein körperlichen Motion (Stufe 1) über den Traum im eigentlichen Sinn des Wortes (Stufe 2—6) zur Prophetie im Schlaf (Stufe 7). Die Stufen 5 und 6 beweisen jedoch durch Mitbeteiligung der Intelligenz, wie sich die Grenzen zwischen Traumvision und Prophetie verwischen, und schließlich handelt es sich hierbei nur um Namen. In

---
[1]) Vgl. S. 13.
[2]) l. c., lib. II, tract. I, cap. 2, S. 85.

sechs weiteren Stärkegraden läßt Albert die forma caelestis einen solchen Einfluß gewinnen, daß er selbst beim wachen Menschen zur Wirkung kommt und ihm den Traumstufen 2—7 entsprechend Zukunftsvisionen influiert, deren Höhepunkt die Prophetie im Wachen bedeutet. Als neunter Grad gehören hierhin z. B. — der dritten Traumstufe entsprechend — die Visionen der Melancholiker und Geisteskranken — eine eigentümliche mittelalterliche Auffassung psychotischer Zustände![1])

Über die Rolle, die der Intellekt bei den Traumstufen spielt, gehen die Ansichten auseinander. Avicenna und Algazel[2]) nehmen an, daß die anima intellectualis für sich existiert und in keiner Weise an den Körper, auf den sie ihre Wirkungen und Kräfte allerdings influiert, gebunden ist. Sie ist über die Natur erhaben und kann unter Umständen eine solche Vollkommenheit erreichen, daß sie alles aus sich selbst weiß und geradezu ein „Deus incarnatus" wird. Das Licht der Weltintelligenz erleuchtet sie und bewirkt in ihr die Formen künftiger Dinge, aus denen direkt oder metaphorisch die Zukunft vorausgesagt werden kann. Die Weltintelligenz ist hierbei das Agens, die anima intellectualis das Instrument. Weil beide unkörperlich sind, ist kein Kontakt mit dem Körper nötig.

Auch nach Averroes, Alpharabius und Isaak[3]) erhält die Seele von den himmlischen Intelligenzen, gerade so wie das Wissen, unter Umständen die Gabe der Prophetie und zwar direkt. Die Seele ist aber in der Betätigung ihrer Fähigkeiten[4]) doch wieder vom Körper, von der Güte oder Schlechtigkeit seiner Komplexion abhängig, so

---

[1]) Bei Vincenz von Bauvais (l. c., cap. 60 u. f.) verliert sich die Unterscheidung der verschiedenen Traumgrade ganz ins Theologische.

[2]) Zitiert nach Albert, l. c., lib. III, tract. I, cap. 6, S. 97.

[3]) Vgl. Albert, l. c., cap. 7, S. 98.

[4]) Die himmlischen Formen sind „allgemeine" und müssen von der Seele zu den „speziellen" (particularia) des Traumbildes verarbeitet werden.

daß dieser beim Traum, wenn auch in untergeordneter Weise, beteiligt ist.

Von den Abendländern scheint Arnald[1]) im Anschluß an alte „persische, ägyptische und griechische Philosophen" zu einem ähnlichen Ergebnis wie die Araber zu kommen, doch drückt er sich über das Verhältnis von Seelenintellekt und Weltintelligenz nicht klar aus: Die Seele kann durch Traumvisionen vermöge ihrer reinen Intelligenz (secundum esse intellectuale) in die Zukunft sehen, ohne daß das Sinnesempfinden beteiligt ist (nullo sensu illius futuri praecedente). Die Seele muß diese Fähigkeit durch ganz spezielle Substanzen haben. Vermöge dieser erreicht sie das Licht der Ewigkeit und es erscheint ihr, quod in uno tempore et postea in multis temporibus explicatur.

Nach Albert[2]) handelt es sich dagegen beim astralen Traum, auch wenn der Intellekt des Menschen dabei in Tätigkeit tritt, niemals um eine direkte Verbindung zwischen Weltintelligenz und Seelenintellekt, sondern immer ist der Körper das notwendige Zwischenglied. Bei den letzten der genannten Stufen trägt die vom Himmel heruntersteigende Form die Kraft und das Licht der Weltintelligenz in sich, aber sie setzt zunächst rein körperlich an, und erst von den so entstandenen Traumbildern aus wird dann vermöge des in ihnen enthaltenen Intelligibelen der Seelenintellekt affiziert und zur sicheren Prophetie geführt.

Weil zum geordneten Traum in letzter Linie doch die Verbindung des Intellekts mit der Imaginatio gehört, kann das Tier[3]) nicht in dem Sinn wie der Mensch träumen. Es hat nur wirre, ungeordnete Vorstellungen, wie Averroes sagt, lediglich einen cortex somnii. Die

---

[1]) l. c., Op. omnia, 623.
[2]) Vgl. vor allem l. c., lib. III, tract. I, cap. 10, S. 101. Besprechung des sechsten Traumgrades.
[3]) Albertus Magnus, l. c., lib. III, tract. I, cap. 11, S. 102.

Tiere setzen den Motionen der Sterne auch keine inneren Einflüsse entgegen wie der Mensch, sed agunt a forma caelesti sicut a quadam natura. Sie geben den Einflüssen widerstandslos nach, wenn sie nicht vom Menschen zu etwas anderem getrieben werden. Die Sternenimpressionen kommen bei ihnen also ungestört zum Ausdruck. Sie sind nach Ptolemäus quasi Sterne, aus denen man die Zukunft herauslesen kann. Darauf beruht die (antike) Verwendung der Tierbewegungen und Tierlaute im Augurium.

Deutlicher konnte die innige Beziehung zwischen Astrologie und Traumlehre, die die ganzen Ausführungen der vorhergehenden Seiten wie ein roter Faden durchzieht, nicht noch einmal betont werden. Was die Beobachtung des Himmels, der wechselnden Wirkung von Sonne und Mond seit uralten Zeiten gelehrt zu haben schien, daß die Sterne und ihr Lauf das Leben des Menschen in allen seinen Phasen beeinflussen, findet hier in der Oneiromantie einen speziellen Ausdruck. Die wundersamen Erscheinungen des Traumes, das Geheimnis des mit sieben Siegeln verschlossenen psychischen Erlebens drängte nach Erklärung. Die besten Gelehrten haben seit der Antike an der verschlossenen Pforte gerüttelt, und den Schlüssel sollte ihnen das Einheitsgefühl des Menschen mit der Natur geben, das ihn als Mikrokosmus zum Makrokosmus des Weltalls in Analogie setzte. Auf dieser Grundlage suchte man nach einer rein natürlichen Lösung des Problems. Da es sich um die Seele handelte und die letzten Fragen der Weltanschauung berührt werden mußten, und speziell, da die Traumdivination wie jede Form der Mantik ohne religiösen Einschlag per se häresieverdächtig war, lag für den christlichen Forscher die Gefahr eines Konflikts mit der kirchlichen Lehre außerordentlich nahe. Und so sehen wir denn, daß Vincenz von Bauvais von aristotelischen Grundgedanken ausgehend schließlich bei der Frage der prophetischen Bedeutung des Traumes ganz im Hafen der Theologie landet.[1]) Arnald von Villanova, den seine Betätigung als Traumdeuter an den Höfen von Sizilien und Aragonien[2]) bei der Kurie stark in Mißkredit brachte, ist sich als Forscher auf diesem Gebiet offenbar gar nicht bewußt, daß er sich vom Boden seiner religiösen Überzeugung eigentlich entfernt, und übergeht diesen Punkt mit Stillschweigen. Albertus Magnus dagegen sucht nach Kompromissen. Er macht den Grundsätzen der Kirche mancherlei Konzessionen, aber sein ganzes Herz hängt doch deutlich an der griechisch-arabischen Wissenschaft. Wenn er auch am Schluß des ersten Traktates des dritten Buches[3]) sagt, daß er mehr den Peripathetikern als seiner eigenen Wissenschaft gefolgt sei, welch letztere sich mehr auf theologische Dinge beziehe, und mehr als Referent angesehen werden will, so hat er doch — man vergleiche als Beispiel nur die Ansichten über die Rolle des Körpers als vermittelnden Agens zwischen Welt- und Seelenintellekt[4]) — auch ganz selbständige Ideen entwickelt. Wenn er ferner in manchen Werken[5]) die Weltintelligenz mit Gott bzw. die Intelligenzen (Gestirngeister) wie Vincenz[6]) mit den Engeln identifiziert, so sagt er an andrer Stelle,[7]) daß die Träume, die die Zukunft erschließen, durchaus nicht immer von Gott stammen, und daß die Traumlehre, der seine Arbeit gewidmet ist, eine rein natürliche Wissenschaft darstellt;[8])

---

[1]) Vgl. S. 30, Anm. 1.
[2]) Vgl. S. 43.
[3]) cfr. l. c., lib. III, tract. I, cap. 12, S. 103.
[4]) Vgl. S. 31.
[5]) cfr. Schneider, l. c., 76 u. 298.
[6]) Vgl. S. 8.
[7]) l. c., lib. III, tract. II, cap. 4, S. 105.
[8]) Igitur non sunt facta divinitus huius, quod dictum est: somniorum enim scientia et eruditio naturalis est et ex naturalibus causata principiis. Als Beweis führt er die Erfahrung an, daß einfältige, kranke Menschen und vor allem Melancholiker die bedeutungsvollsten Visionen zu haben pflegen, während Gott doch

er trennt die von Gott geschickten Träume ganz streng von den natürlichen[1]): Est autem et aliud genus visionis et prophetiae secundum altissimos theologos, qui de divinis loquntur inspirationibus, de quibus ad praesens nihil dicimus omnino: eo quod ex physicis rationibus nullo modo potest cognosci: physica enim tantum suscepimus dicenda.

---

sicher solche Aufklärungen nur oder wenigstens in erster Linie nur den Weisesten und Besten schicken würde.

[1]) l. c., lib. III, tract. I, cap. 12, S. 103.

## II.

Praktisch werden diese Anschauungen über das Wesen des Traumlebens im Mittelalter zur Auslegung der Träume verwendet. Zwei Dinge sind hier scharf voneinander zu trennen und werden auch von den Autoren streng auseinandergehalten: die Benutzung der Träume für die medizinische Diagnose und Prognose, die auf der Abhängigkeit der Visionen von körperlich-seelischen Zuständen beruht, und ihre Verwendung für die Prophezeiung kommender Ereignisse und künftiger Verhältnisse auf anderen Gebieten des Lebens, deren Basis ihre Beeinflussung durch die außerhalb des Menschen im Makrokosmos liegenden Faktoren bildet.

Nach der Wichtigkeit, die antike Ärzte dem Traum beigelegt haben, sollte man annehmen, daß auch die mittelalterliche Medizin in der Praxis von seiner Auslegung weitgehend Gebrauch gemacht hätte. Wir hören aber, worauf schon S. 4 hingewiesen wurde, relativ wenig davon. Es sind namentlich arabische oder von den Arabern stark beeinflußte Autoren, die der Traumdiagnose gelegentlich gedenken. Die Gleichmäßigkeit ihrer Ausführungen beweist, daß sie hauptsächlich im Dienste der Tradition stehen.

Hali Abbas in seinem liber regalis[1]) und Konstantin von Afrika[2]) in der darnach bearbeiteten Pantechne weisen im X. Buch der sog. Pars theorica auf den Traum als Vorzeichen kommender Ereignisse hin. Rhazes widmet im zweiten der Almansor zugeeigneten Bücher dem Gegen-

---
[1]) Dispositio regalis. Lugduni 1523. fol. 124$^v$.
[2]) Vgl. Isaak, Opera omnia. Lugduni 1525. fol. 52$^v$.

stand ein besonderes Kapitel[1]): Häufige[2]) Träume von Regen, Meeren und Flüssen sind Zeichen eines krankhaften Säfteüberschusses. Wenn jemand träumt, er fliege davon oder hüpfe wie ein Vogel, so bedeutet das eine pathologische Trockenheit und Leichtigkeit der Säfte. Glaubt man sich durch enge Passagen durchzudrängen, so liegen Erkrankungen der Atemwege vor, die die Respiration beeinträchtigen. In seinen Aphorismen[3]) zieht Rhazes das Vergessen oder Nichtvergessen eines Traumes nach dem Erwachen für die Diagnose heran. Ersteres bedeutet einen Säfteüberschuß und gibt die Indikation zur Purgation des Körpers, letzteres das Gegenteil; es muß den Arzt zur Verordnung einer konservierenden Diät bestimmen. Diese Anschauung ist die einfache Konsequenz der herrschenden Vorstellung von der Funktion der Imaginatio, die vermöge der spezifischen Trockenheit ihres Organs im Gehirn[4]) zum Festhalten von Sinnes- und Traumwahrnehmungen besonders befähigt sein sollte.

Am schärfsten betont von den mittelalterlichen Medizinern wohl Arnald von Villanova die diagnostische Bedeutung der Träume,[5]) nicht mehr nur aus der Tradition heraus, sondern auch auf Grund eigener Erfahrungen. Dominieren des Phlegmas veranlaßt Träume von Regen[6]), der

---

[1]) Abubetri Rhazae Opera exquisitoria, Basileae 1544, cap. 24, S. 46: de somniorum significationibus.

[2]) Auch Constantinus (l. c.) betont, daß eine häufige Wiederholung des Traumbildes wichtig ist: Similiter somnia, si sepe eiusdem speciei sunt visa, si cum videantur, somnians excitetur et iterum obdormienti eadem videantur: homo in sua sanitate non significatur permanere.

[3]) l. c., S. 522.

[4]) Vgl. S. 12.

[5]) Op. omnia, S. 631: Ex quo apparet, quod non debet superfluum iudicari, si visionum interpres sit Medicus nec si medicus studeat interpretationibus. Ähnlich hatte sich Aristoteles ausgedrückt.

[6]) Vgl. hierzu den Wassertraum als Zeichen kommenden Regens nach Vincenz von Bauvais. S. oben S. 21.

Cholera Vorstellungen von fallenden Sternen und Gewittern, der Melancholie Visionen schrecklicher Art, von sauren Speisen und albdruckähnliche Erscheinungen, des Blutes Erscheinungen von rot gefärbten Dingen u. ä. Von Arnald aus eigener Praxis mitgeteilte Traumfälle stehen zum Teil in Einklang mit Erfahrungen, die man auch heute noch am Krankenbett machen kann. So berichtet er von einem Patienten, der zweimal nacheinander träumte, er sei mit einem Stein an ein Ohr geschlagen worden und kurz darauf an einer Ohrentzündung auf dieser Seite erkrankte. Das erinnert lebhaft an einen mir begegneten Fall, in dem eine schwangere Frau träumte, sie sei von ihrem Gatten, mit dem sie übrigens in glücklichster Ehe lebte, auf den Unterleib getreten worden, in dem Moment, in dem das Fruchtwasser abfloß und die Geburt in Gang kam. Gekünstelt dagegen erscheint der Zusammenhang in von Arnald erzählten Fällen bei einem Arzt, der sich wiederholt durch einen schwarzen Kater in den rechten Fuß gebissen fühlte und später an einer von dieser Stelle ausgehenden schwarzen Pustel erkrankte und starb, und bei einem anderen Patienten, der sich im Traum so lange auf der Latrine und anderen übelriechenden Orten sah, bis er von einem bei ihm vorhandenen Säfteüberschuß befreit wurde.

Der dem späteren Mittelalter angehörende Nicolaus Florentinus gibt in seinen sermones[1]) ein kurzes Referat über die Traumlehre nach Aristoteles, Galen, Avicenna und Averroes und verwendet sie in demselben Umfange wie seine Vorgänger zur medizinischen Diagnose. Dabei hat er in erster Linie die von ihr zu erhaltenden Aufschlüsse über Komplexion und Säfteverhältnisse des Gehirns im Auge.[2]) Nach ihm kann man den Traum auch therapeutisch verwenden, weil er, wie die Erfahrungen

---
[1]) Sermo tertius. Papiae s. a. fol. tract. I, cap. 16: de sompniis.
[2]) Über die Erinnerung an das Traumbild entwickelt er dieselbe Ansicht wie Rhazes. Vgl. S. 36.

Galens[1]) beweisen, dem Arzt bisweilen die richtigen Mittel an die Hand gibt. Manchmal wirkt die Traumerregung sogar an sich beim Kranken vorteilhaft, weil sie die natürliche Wärme gegen den pathologischen Vorgang mobil macht.

Daß die Ärzte bei der Traumdiagnose den Beziehungen zur Nahrungsaufnahme und zum Lebensalter[2]) Rechnung trugen, ist wohl anzunehmen, wenn es auch nicht ausdrücklich betont wird.

Im übrigen habe ich die bekanntesten medizinischen Werke des Mittelalters, speziell die Kompendien, die das Gesamtgebiet der Heilkunde behandeln, durchgesehen, aber, abgesehen von gelegentlichen Hindeutungen auf schwere Träume als Krankheitssymptom, nichts gefunden, selbst da nicht, wo unter den der Semiologie gewidmeten Kapiteln der Schlaf stark berücksichtigt wird. Eine allgemeine Bedeutung hat der Traum in der medizinischen Diagnose also nicht gefunden.

Wie weit sich die zweite Art der Traumdeutung, die auf der Idee der Beeinflussung der Seele von seiten des Makrokosmus beruht, in der Praxis betätigte, ist schwer zu sagen. Die ganze mystische Seelenstimmung des Mittelalters war ihr sicher mehr wie günstig. Jedenfalls hing ihr noch ein großer Teil der Menschheit überzeugungstreu an, als für die Naturwissenschaft und die Medizin bereits die Morgenröte der Neuzeit angebrochen war, mochte man für die hier in Betracht kommenden Visionen nun rein natürlich-kosmische Influenzen oder dämonische Wesen (Engel und Teufel), wie wir das von Vincenz von Bauvais hörten, verantwortlich machen. Das beweisen die Schriften Peucers[3]), des Jesuiten Pereri[4]) und des Agrippa von

---

[1]) Vgl. S. 19.
[2]) Vgl. S. 25.
[3]) Caspar Peucer, Commentarius de praecipuis divinationum generibus. Frankfurt 1607. Vgl. vor allem S. 422.
[4]) Benedicti Pererii adversus fallaces et superstitiosas artes libri III. Venetiis 1592. Vgl. vor allem S. 125 u. f.

Nettesheim[1]), das beweist vor allem das Ansehen, dessen sich die alte, Oneirocritica betitelte Praxis der Traumdeutung des dem 2. Jahrhundert nach Christi Geburt angehörenden Griechen Artemidoros[2]) zu erfreuen hatte, die damals wieder modern wurde.

Von unseren Traumgelehrten drückt sich Albertus Magnus gerade wie in der Antike Aristoteles sehr vorsichtig über die praktische Betätigung der Traumdivination aus. Er begnügt sich wie der Stagirite mit Andeutungen. Sie gipfeln in dem Satze[3]): Artificiosissimus autem iudex est somniorum, qui bene similitudines potest ex facultate naturae et artis inspicere, hoc modo, quod etiam similitudines visae et ad caelestia et ad locum et passionem somniantis et complexionem comparet et tunc secundum hoc vaticinetur. Das zu lehren ist freilich die Aufgabe der Magie, nicht der Naturwissenschaft.[4]) Es kommt also auf die Tüchtigkeit in Analogieschlüssen an. Damit stimmt, daß Arnald von Villanova nur drei von den sieben[5]) Traumstufen als hauptsächlich für die Divination in Betracht kommend bezeichnet, die zweite, dritte und fünfte, bei denen das Zukünftige in Gleichnis- oder gleichnisähnlicher[6]) Form erscheint.[7]) Analogieschlüsse spielen übrigens auch in die auf rein körperlich-seelischen Zusammenhängen basierenden Traumdiagnosen herein; nach Vincenz von Bauvais[8]) ist die Vision von Feuer ein Vorzeichen kommender Zornausbrüche deshalb, weil die Ursache des Zornes, wenn auch im Wachen noch unbemerkt, schon beim Schlafenden

---

[1]) Henrici Cornelii Agrippae ab Nettesheim Opera. Lugduni per Beringos fratres. S. a. Zwei Bände. Vgl. vor allem I, 119 u. f., II, 68 u. f.
[2]) Vgl. über ihn Büchsenschütz, l. c., S. 53 u. f.
[3]) l. c., lib. III, tract. II, cap. 9, S. 109.
[4]) Hoc autem docere magicae scientiae pertinet et non physicae.
[5]) Vgl. S. 27 u. f.
[6]) Vgl. S. 28, Anm. 1.
[7]) Op. omnia Arnaldi, S. 628, cap. 3
[8]) l. c., cap. 55.

agiert und sein Blut in Wallung setzt; die Traumvorstellung von einem großen übelriechenden Knochen geht der Verleumdung voran, weil dem Schlafenden eben schon, wenn auch undeutlich, im Bewußtsein ist, daß man ihn verleumden will.

Arnald von Villanova ist nicht so zurückhaltend wie Bollstädt. Im Gegenteil, er gibt sich alle Mühe, seinen Lesern an praktischen Beispielen zu zeigen, wie wertvoll die Oneiromantie sich auf den verschiedensten Gebieten des Lebens betätigen kann. Der größte Teil seines Traktates ist ein richtiges Traumbuch und analysiert alle möglichen Traumformen auf ihre prophetische Bedeutung. Interessant ist auch hierbei wieder die gewissenhafte Trennung dieser Divination von der medizinischen Traumdiagnose.[1]) Derselbe Traum von Regen, der beim Kranken das Überwiegen des Schleims bedeutet[2]), beweist unter dem Sinnbild der befruchtenden Tropfen beim Gesunden die wissenschaftliche Erleuchtung von seiten Gottes oder eines gelehrten Herren.

Der oben zitierte Satz Alberts wird hier in die Praxis übersetzt, indem Arnald aus ganz oberflächlichen und zum Teil sehr willkürlich konstruierten Analogien mit der charakteristischen Kritiklosigkeit mittelalterlichen Denkens weitgehende Schlüsse zieht. Zunächst kommen die Eigenschaften der Dinge, von denen man träumt, an sich in Betracht.[3]) So erscheint z. B. ein künftiger Feind je nach der Art der bösen Gesinnung, die er im Herzen trägt, unter dem Bilde verschiedener Tiere, deren „operationes diversis inimicitiae gradibus correspondent", bei Todfeindschaft beispielsweise als verschlingender Drache oder brüllender Löwe, bei heimtückischer Feindschaft als Fuchs oder Schlange. Die Traumvisionen müssen ferner zu der Persönlichkeit des Träumenden und seinen äußeren Ver-

---

[1]) Vgl. S. 35.
[2]) Vgl. S. 36.
[3]) Vgl. l. c., tract. I, cap. 4.

hältnissen in Proportion gesetzt werden.[1]) Derselbe Traum bedeutet bei einem Kleriker etwas ganz anderes als bei einem verheirateten Laien. Arnald geht die visionäre Bedeutung verschiedener Dinge im einzelnen durch, der Träume von Körperorganen und Gegenden, von Bäumen, Waffen und Kleidern, von Feuer und der Vorstellung des Fliegens,[2]) der Visionen von Himmelskörpern, Wasser und Schiffen, Vögeln und Fischen. Wie er sagt, stammt seine Weisheit von indischen und ägyptischen Gelehrten. Sehr drollig ist, daß die Träume von Schultern und Achselhöhlen auf die Frauen bezogen werden, erstere auf Gattin und Schwester, letztere auf Töchter und Nichten mit der Begründung: Multa enim propter uxores portamus, sicut super scapulas pondera: neptes vero vel filias sub quadam protectione tenemus, unde per axillas notantur. Der Granatbaum mit süßen Früchten bedeutet einen guten und reichen Menschen. Saure Granatäpfel dagegen weisen auf böswillige, sauertöpfische Denkart. Außerdem ist die Zeit zu berücksichtigen, in der der Traum erfolgt. Der Tag des Traumes ist von Bedeutung für die Schnelligkeit, mit der die Erfüllung eintrifft. Sehr bald erfüllen sich Träume vom Sonntag, Montag, Dienstag und Mittwoch, spät dagegen das an einem Samstag geträumte. Vor allem aber muß der Traumdeuter den Sternenstand, speziell den Mond in Betracht ziehen.[3])

Das innige Verhältnis zwischen Traumlehre und Astrologie, das bei Arnald überhaupt am unverhülltesten zutage tritt, kommt in der zweiten, praktischen Hälfte seines Traktats besonders überzeugungsvoll zum Ausdruck. Hier werden nämlich die Träume in Übereinstimmung mit den zwölf sog. Himmelshäusern (dem Himmelsschema) ein-

---

[1]) Albertus Magnus sagt (l. c., lib. III, tract. II, cap. 9, S. 108): attendantur loca et tempora et complexiones et mores somniantium.
[2]) Vgl. Rhazes, S. o. S. 36.
[3]) Vgl. S. 23.

geteilt, die die mittelalterliche Astrologie zu ihren Deutungen verwendete, und von denen Arnald auch selbst in seinem astrologischen Traktat ausgiebig Gebrauch macht.[1]) Wie jedem Himmelshaus, so kommt den verschiedenen Traumarten, die unter ihm rubriziert sind, eine bestimmte Deutung zu. Wie z. B. das erste Himmelshaus das Leben des Menschen beherrscht, auf dessen Geburtsstunde es berechnet ist, so beziehen sich die hierhin gehörenden Träume auf das Leben. Als Beispiel dazu führt Arnald die Vision der Mutter des Kaisers Nero an. Agrippina hatte geträumt, sie würde einen großen, grausamen Drachen gebären. Der befragte Oneiromant prophezeite, sie würde in ihrem Kind ihrem Mörder das Leben schenken, was wirklich eintraf. Nero ließ seine Mutter vergiften. Andere Traumgruppen, die Arnald durch zahlreiche Beispiele, zum Teil aus der eigenen Praxis, erläutert, erstrecken sich wie die übrigen Himmelshäuser auf den Erwerb, auf Brüder und Ortsveränderungen, auf Eltern und Kinder, auf Krankheiten, dienende Personen und Tiere, auf Kämpfe und Streitigkeiten, auf Tod, auf Religion und lange Reisen, auf Ehren und Würden, auf Freunde und Feinde. Hier fehlt es nicht an wunderbaren Erlebnissen, die Arnald als Traumdeuter selbst erfahren oder von anderen gehört hat[2]), und an zum Teil wieder sehr komisch anmutenden Analogieschlüssen: „Von den Frauen kann man im allgemeinen sagen, daß ihr Auftreten im Traum Glück bringt. Das Bild einer Jungfrau bedeutet dagegen ein Geschäft ohne Erfolg, weil sie aus ihrer geschlechtlichen Eigenart keine Frucht trägt, sondern steril ist."

Man könnte glauben, das Problem, das in der Theorie die besten Köpfe des Mittelalters ernsthaft be-

---

[1]) Vgl. Diepgen, Sudhoffs Archiv für Geschichte der Medizin, V, 105.

[2]) So berichtet er unter anderem, daß Pedro III. von Aragonien die Wiedergewinnung Siziliens im Traume vorher geahnt hätte. Vgl. Diepgen, l. c., 108.

schäftigte, sei in der Praxis zur Farce ausgeartet. Doch darf man nicht vergessen, daß die leichten Analogieschlüsse dieser Pseudowissenschaft durchaus ernst genommen wurden. Arnald hat auf seine Zeitgenossen einen ebenso nachhaltigen Eindruck gemacht, wie früher Artemidor, dessen Oneirokritik mit genau denselben Mitteln arbeitete. Gekrönte Häupter, ein weitblickender, begabter Herrscher, wie Friedrich von Sizilien, lauschten ehrfurchtsvoll seinen Interpretationen. Friedrich hielt ihm selbst dann noch die Stange, als er gerade wegen seiner oneiromantischen Kunst in Avignon in Ungnade zu fallen drohte.

Ihrem inneren Wesen nach mußte die Oneiromantie als Wissenschaft eng an die Astrologie geknüpft sein. So lange diese unerschüttert dastand, durfte der Traumdeuter immer darauf rechnen, gläubige Gemüter zu finden. Und so geht sie mit der Sterndeutekunst aus dem Mittelalter in die Neuzeit herüber. Diesen Zusammenhang betont noch einmal Agrippa von Nettesheim in dem Augenblick, wo er in de incertitudine et vanitate scientiarum atque artium jegliche Divination mit höchster Skepsis zurückweist[1]: Omnia itaque haec divinationum arteficia in ipsa Astrologia suas radices et fundamenta habent. Nam sive opus, vultus, manus inspecta sint sive somnium..., coeli figuram erigendam consulunt, ex cuius iudiciis una cum similitudinum, signorumque coniecturis significatorum venantur opiniones: ita divisiones omnes Astrologiae artem usumque sibi deposcunt, ut hanc veluti clavem ad omnium arcanorum notitiam necessariam fateantur. Nachdem Agrippa die Hinfälligkeit der Astrologie und anderer mantischer Künste dargetan hat, hält er es daher für überflüssig, der Traumdeutung noch einmal besonders das Todesurteil auszusprechen.

Wie viel lebt heute im Denken des Volkes noch fort von dieser toten Wissenschaft des Mittelalters!

---

[1] cfr. l. c., II, 69.

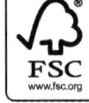

MIX
Papier aus verantwortungsvollen Quellen
Paper from responsible sources
FSC® C105338

If you have any concerns about our products,
you can contact us on
**ProductSafety@springernature.com**

In case Publisher is established outside the EU,
the EU authorized representative is:
**Springer Nature Customer Service Center GmbH
Europaplatz 3, 69115 Heidelberg, Germany**

Printed by Libri Plureos GmbH
in Hamburg, Germany